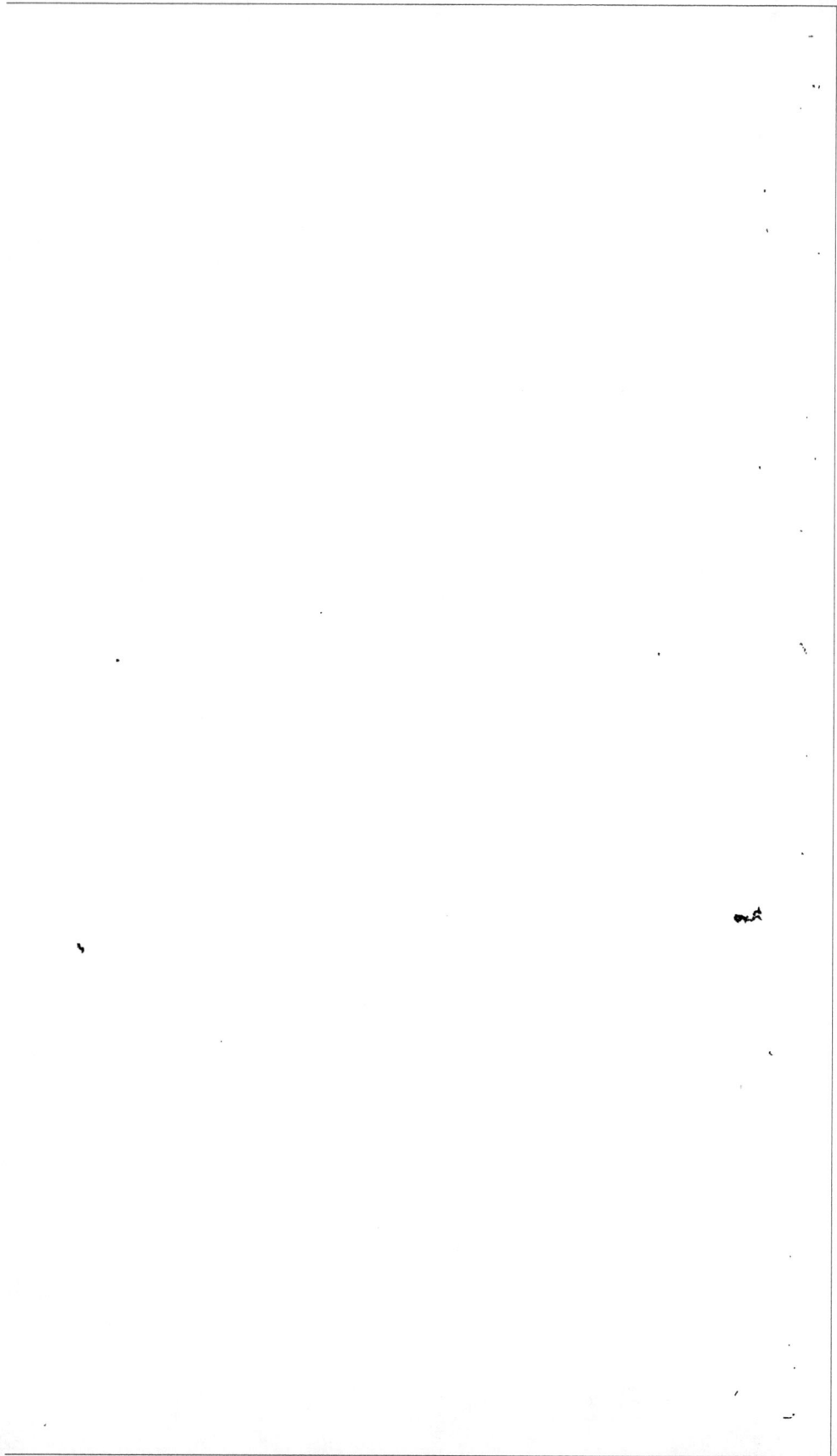

HYGIÈNE

DE LA

CHEVELURE

MOYEN

D'ARRÊTER LA CHUTE DES CHEVEUX, DES SOURCILS, DE LA BARBE,
D'EN RÉPARER LA PERTE, ET DE RENDRE A LA PEAU
SA NETTETÉ ET SA SOUPLESSE.

PAR LE

Docteur FÉLIX ROCHARD

AUTEUR DU TRAITEMENT DES MALADIES DE LA PEAU PAR LA
MÉTHODE LOCALE EXPULSIVE,
CHEVALIER DE LA LÉGION D'HONNEUR,
CHEVALIER DE L'ORDRE CIVIL DE SAINT GRÉGOIRE-LE-GRAND,

Ars imitatio naturæ.
(HIPPOCRATE.)

Onzième Édition

Avec figures représentant le développement et la structure
du cheveu.

PARIS

FRÉDÉRIC HENRY, LIBRAIRE-ÉDITEUR

RUE DE L'ÉCOLE DE MÉDECINE, 13
ET CHEZ L'AUTEUR, 15, RUE D'ARCOLE
1879

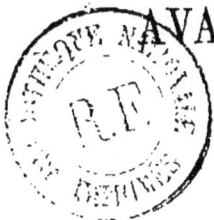

AVANT-PROPOS

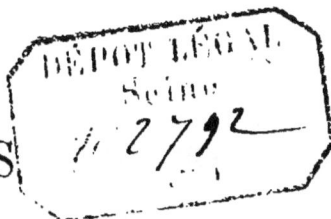

« Tout médecin éclairé doit interroger la nature ; en interprétant ses lois avec intelligence, il est forcément conduit au succès. »

ARISTOTE.

L'étude des maladies de la peau fait l'objet de nos méditations depuis plus de trente ans. Nous avons introduit dans la science des idées nouvelles sur l'anatomie et la physiologie de l'enveloppe cutanée, et nous avons été conduit à la découverte d'un traitement particulier. De nombreuses guérisons obtenues, soit dans les hôpitaux, soit dans notre pratique privée, ont démontré à nos confrères et aux malades l'efficacité thérapeutique de notre méthode.

Voici en quels termes, dans une remarquable leçon à l'hôpital des Cliniques, l'éminent professeur Nélaton a parlé sur son application à la couperose, acne rosacea.

MESSIEURS,

« Vous avez pu voir depuis quelque temps, dans nos salles, une femme atteinte d'une affection un peu en dehors de celles que nous sommes habituellement appelés à traiter : cette femme est entrée ici pour se soumettre à un traitement que je crois utile ; et j'appelle votre attention sur ce sujet, parce que vous serez consultés plus tard pour des cas de ce genre.

« Il s'agit d'une acné qui présentait les caractères pustuleux et tuberculeux, avec érythème (*acne rosacea*). Cette affection n'est pas grave, mais cause une difformité choquante qui pousse les personnes, et surtout les femmes qui en sont atteintes, à rechercher tous les traitements possibles, à s'y soumettre, mais le plus souvent sans résultat favorable. Cette affection est ordinairement incurable, d'après ceux qui s'occupent spécialement des maladies de la peau : telle est du moins l'opinion exprimée par les auteurs compétents, MM. Cazenave, Devergie, etc.

« Cependant, il est une nouvelle méthode de traitement que vous avez pu connaître par plusieurs articles de journaux, et notamment du *Moniteur des hôpitaux;* elle est due à M. le docteur Rochard.....

« La pommade qu'il emploie n'a pas d'ailleurs toujours une composition identique, M. Rochard la rend plus ou moins active, suivant le degré, l'ancienneté de l'affection et la sensibilité du malade.

« On applique avec soin cette pommade sur le mal.

« Au moment de cette application et quelques instants après, il y a une sensation de douleur assez vive, mais cependant supportable, et qui n'est pas assez forte pour décourager les malades et les détourner de ce mode de traitement. Il survient ensuite un peu de chaleur, une légère tuméfaction, et on voit se produire une exsudation qui se concrète; c'est ce que M. Rochard désigne si exactement sous le nom de *poussée* vers la peau.

« Le lendemain l'on fait une deuxième application de la même manière, et de même le troisième et le quatrième jour. On laisse ensuite reposer le malade pendant une dizaine de jours, puis on fait une nouvelle série d'application de pommade. Ce traitement peut être nécessaire pendant plusieurs mois.....

« J'ai déjà eu plusieurs fois occasion de constater les bons effets de ce traitement, et c'est parce qu'il s'agit d'une chose sérieuse que je le signale à votre attention.

« Je me rappelle particulièrement l'avoir vu employer ici chez une femme qui était entrée pour une affection du sein, et qui fut traitée en même temps des deux maladies dont elle était atteinte. Au bout de deux mois, elle était parfaitement guérie. Comme je désirais savoir si ce résultat favorable se maintiendrait, je priai cette femme de venir de temps en temps nous voir à la consultation; elle revint, en effet, plusieurs fois, et nous avons pu constater que la guérison s'était maintenue.

« Que se produit-il ? Quelle est l'action de la préparation employée ? Il semble que le topique agit d'une manière toute spéciale sur les follicules sébacés, qu'il borne ses effets exclusivement sur cet élément de la peau. Il y a une action particulière qui amène au goulot de ce follicule la matière sébacée qui est accumulée dans sa cavité.

« Vous pourrez étudier toutes ces particularités sur la malade qui se trouve actuellement dans notre service, et j'espère que vous pourrez voir un résultat favorable...... »

Un jugement analogue a été porté à l'Académie des sciences à propos de l'hommage fait par nous à cette savante compagnie d'un traité ex-professo et de différents mémoires ayant pour but de préciser le caractère et le traitement rationnel des dartres :

« Il est peu de médecins, dit M. Velpeau, qui « ignorent que M. Rochard s'est occupé, depuis plu- « sieurs années, de certaines maladies de peau, et « qu'il les traite par des méthodes qui lui sont propres. « Ce volume, qu'il offre aujourd'hui au public, est « l'exposé très-bien fait et très-intéressant des doc- « trines et du mode d'opérer de M. Rochard. »

(UNION MÉDICALE, 18 juillet 1860.)

Comme complément de nos précédents travaux nous publions aujourd'hui une brochure : *Hygiène de la chevelure moyen d'arrêter la chute des cheveux et d'en réparer la perte*, etc.

Nous avons cherché et démontré scientifiquement dans cet opuscule la structure du cheveu, ses maladies et leurs causes, et indiqué le remède efficace non-seulement pour en arrêter la chute, mais encore pour en assurer la régénération.

Depuis, l'expérience n'a cessé de confirmer les précédents résultats. Nous avons traité avec succès toutes les maladies du cuir chevelu. Après la guérison, le derme revenu à son état normal, la chute des cheveux s'arrêtait, et les parties dénudées se couvraient de cheveux solides et abondants.

La corrélation des éléments cutanés explique ces modifications. Dès que la maladie vient à se produire dans l'un d'eux, on comprend que la réaction s'opérant sur les follicules pileux, il s'ensuive un trouble fonctionnel et, partant l'altération des cheveux. Les affections du cuir chevelu sont plus ou moins apparentes, les moins visibles se prononcent sous l'influence de la pommade dont l'action énergique, attirant au dehors les matières morbides, révèle la nature des symptômes. Pour les maladies du cuir chevelu comme pour les affections cutanées en général, un seul médicament est ainsi rationnellement indiqué ; on peut donc, en ce cas, pour les soins de la tête et la régénération des cheveux, faire usage de la même pommade. Les effets sont identiques : élimination des produits morbides, modification profonde du follicule pileux : en sorte que celui-ci ramené à son état fonctionnel normal, le bulbe reprenant son activité, les cheveux cessent de tomber, et repoussent. Il n'y aurait d'obstacle que dans deux circonstances : atrophie du bulbe, oblitération des follicules.

On s'est élevé en vain contre les spécialités. Une matière sur laquelle l'attention se fixe sans cesse s'illumine chaque jour davantage. C'est ce que prouvent nos découvertes successives et ce qu'a fort judicieusement fait ressortir notre savant confrère M. le docteur Delasiauve dans une analyse bienveillante consacrée à notre livre et à laquelle nous sommes heureux d'emprunter le passage suivant :

« En considérant les qualités exceptionnelles qui distinguent le livre de M. Rochard, l'horizon inattendu qu'il ouvre à la science et à la pratique, son mérite de composition et de style, on peut sans crainte lui prédire un succès assuré. Cet exemple, du reste, prouve une fois de plus combien la concentration de l'esprit sur un seul sujet peut communiquer de force. L'encyclopédisme aura beau prétendre, les détracteurs des spécialités auront beau s'agiter, ils n'aboliront jamais cette loi, qui, dans le présent comme par le passé, livre le secret des plus importants progrès à ceux qui circonscrivent leurs efforts dans un cercle étroit et accessible. » (*Gazette hebdomadaire de médecine et de chirurgie*, tom. VII, n° 33, page 542.)

Si comme nous l'espérons, quelque lumière est projetée sur cette question — jusque-là si obscure — audacieusement exploitée par les ignorants, trop négligée par les médecins, nous nous réjouirons à la pensée surtout des heureux résultats qu'en retireront les malades.

Mais que de luttes à soutenir contre la routine et les idées préconçues des plus éminents médecins lorsqu'il s'agit d'une méthode nouvelle : A ce propos nous rappellerons un fait cité dans notre livre (¹) M. le Dr Dupuy ancien interne de M. Hardy, jugeant prématurément le résultat de notre traitement dans sa thèse inaugurale du 14 Février 1857, s'exprimait ainsi en parlant d'un malade atteint d'un psoriasis guttata et circiné, infructueusement traité par MM. Cazenave et Hardy :

« Le malade, dit-il, sort le 26 juin 1856, il se met entre les mains de M. Rochard, et selon toute apparence sans succès. Le psoriasis présentait d'ailleurs, une des formes les plus graves qui se puissent voir. »

(¹) Traitement des Maladies de la peau.

Or le 16 Janvier 1858, nous avons présenté ce malade guéri à M. Hardy qui a constaté lui-même « Ce succès. »

Tout récemment encore, malgré nos trente années d'expériences publiques nous avons échangé la correspondance suivante dans le *Progrès Médical.*

Paris, 24 février 1877.

Mon cher confrère,

J'ai lu avec le plus vif intérêt les remarquables *Leçons sur les teignes* que M. Lailler, médecin de l'hôpital Saint-Louis, vient de publier dans votre très-savant journal. Étant conformes à l'état actuel de la science, je n'ai point à élever d'objections contre elles, je voudrais seulement répondre aux *desiderata* exprimés par M. Lailler concernant l'insuffisance des moyens préconisés jusqu'à ce jour, pour combattre efficacement les *teignes.*

Dans sa quatrième leçon, notre honorable confrère, arrivé au traitement du favus et de l'herpès tonsurant, s'exprime ainsi :

« Le malheur est, dans tous les moyens proposés, qu'on n'ait pas encore pu trouver des agents qui ramenassent avec certitude et dans des conditions de même intensité une dermite compatible avec une sorte d'exsudation des cheveux et de leurs champignons, compatible surtout avec la repousse des cheveux. »

Ou je m'abuse ou ces *desiderata* de M. Lailler sont réalisés depuis déjà bien longtemps ! L'agent dont je me sers possède « les propriétés d'enflammer le derme, « de tuer les parasites, de ne pas altérer les follicules » et celle, en plus, d'expulser avec les matières morbides, les cadavres des parasites. C'est ce même agent qui constitue la base de ma *méthode locale expulsive* si efficace dans le traitement de toutes les maladies de la peau, dartres avec ou sans parasites, scrofulides, syphilides, calvitie, etc.

Mais en vain ai-je écrit, professé, pratiqué soit publiquement dans les hôpitaux de Paris ou à ma clinique; en vain, parmi les résultats saillants, ai-je cité de nombreuses cures obtenues sur des malades infructueusement traités par les médecins de Saint-Louis ! Tout cela est passé inaperçu pour *ceux qui ne veulent ni voir, ni entendre.*

Voici notamment, ce qu'il y a plus de vingt ans, j'écrivais à propos d'une discussion entre MM. Cazenave, Bazin et Baerensprung (1).

« Les doctrines pathologiques des observateurs que je viens de citer les ont conduits à appliquer au sycosis deux médications dont l'une, celle qui consiste dans l'application des bains de vapeur et de cataplasmes de fécule est tout-à-fait insuffisante, et dont l'autre, l'épilation, est insuffisante aussi au moins dans les cas graves et de plus toujours douloureuse et inutile. La médication antiphlogistique, qui se fonde à tort, je crois, sur ce que le sycosis serait une inflammation, tandis qu'il est, suivant moi, une altération de sécrétion, la médication antiphlogistique peut guérir dans les formes légères de la maladie ; mais elle n'est qu'un palliatif dans les formes rebelles ; elle est tout-à-fait insuffisante pour modifier radicalement la sécrétion anormale.

« Conduit par une série de déductions, que je ne crois pas opportun d'exposer aujourd'hui, à appliquer au sycosis la médication expulsive qui m'avait procuré de si remarquables succès dans le traitement de la couperose et dans quelques autres affections rebelles ou incurables de la peau, je me suis convaincu que, dans le cas où l'altération de sécrétion est considérable et a profondément modifié le poil, celui-ci est entraîné avec la sécrétion de la poussée provoquée par l'iodure de chlorure mercureux, et qu'il est, par conséquent, inutile de l'arracher, A plus forte raison, dans les cas légers où la guérison s'obtient sans chute sensible des poils, l'épilation serait bien plus inutile encore.

« A dessein je m'abstiens d'agiter ici la question de *l'achorion*, du *tricophyton* et du *microsporon*, pour moi non résolue, et qui, fort curieuse en pathogénie, devient superflue en thérapeutique dès qu'on possède un moyen à peu près infaillible de curation. Si le parasite existe réellement *comme cause de* la maladie, il faudra en conclure que l'iodure de chlorure mercureux est aussi bon *parasiticide* que bon modificateur,

(1) Voir le *Moniteur des hôpitaux*, 3 mars 1857.

mais il n'en résultera nullement qu'il suffise d'arracher les poils, ni même de tuer le parasite pour guérir la maladie, parce que, lorsque le parasite se développe, il y a sans doute des conditions qui favorisent ou provoquent son développement, et que la question serait toujours, en définitive, de changer ces conditions.

« Si notre thérapeutique a contribué à élucider l'étiologie et la nature des dartres, son efficacité consiste, surtout, dans la puissante attraction du dedans au dehors, ou *poussée* que, par une mutation du mouvement physiologique de la peau, le médicament détermine sur l'emplacement même du mal. Cette expulsion locale des produits morbides caractérise la méthode que nous avons appelée *expulsive*, à cause de la manière d'agir du nouveau composé chimique, iode et calomel, que nous employons.

Pour l'innocuité comme pour l'efficacité, notre méthode comporte d'incontestables avantages. Certes, il en est des cas invétérés dans lesquels elle échoue comme les autres : comment restituer aux tissus la texture normale et la vitalité qu'ils ont perdues ? Mais dans les cas moins désespérés, et alors que les traitements ordinaires demeurent infructueux, son emploi est généralement suivi des modifications les plus favorables et les plus promptes, et loin d'altérer le tissu cutané, elle contribue plutôt à lui rendre le poli et la souplesse de l'état sain.

« Chez un grand nombre de malades, l'éruption de date fort ancienne avait été inutilement combattue par des médications régulièrement appliquées. Beaucoup avaient passé plusieurs saisons à Louesch, l'une des sources les plus réputées comme les dermatoses chroniques, n'en avaient retiré aucun profit ; souvent même, au lieu de s'amender, le mal s'était aggravé. Il était survenu de fâcheuses complications : des migraines opiniâtres, de la gastralgie, des palpitations, de la constipation, des désordres dans la menstruation. Or, tous ces accidents ont cédé à notre traitement dans l'espace de deux à six mois au plus : les téguments détergés, modifiés, ont récouvré leurs propriétés normales en même temps que s'est rétablie la santé générale fortement détériorée. Cela s'explique, du reste, si l'on considère l'action énergique du médicament ; sous l'empire de cette stimulation, la peau s'anime, la circulation s'accélère, la chaleur augmente. Une *poussée* abondante se fait sur les parties altérées. La matière de cette exsécrétion est constamment identique avec celle fournie naturellement par la maladie elle-même, pus, sérosité, squames, selon que l'on a affaire à un acné, à un eczéma, à un psoriasis. Survient bientôt une détente, les squames, les croûtes tombent et laissent à nu une surface de moins en moins malade, à mesure que les opérations se répètent. Quand la poussée et l'exsécrétion cessent de se manifester, la guérison est obtenue.

« Notre méthode locale expulsive emprunte une grande partie de sa valeur à l'opportunité et au mode de son emploi. Tous nos efforts sont dirigés vers la recherche des indications, la nature du mal, son étendue, son ancienneté, son évolution morbide, sa marche, ses complications et les dispositions des sujets décident à la fois des doses du médicament, du nombre, de la durée et du rapprochement des applications, subordonnées d'ailleurs aux effets produits. Une condition surtout prime la situation : approfondir la structure de la peau, connaître histologiquement et physiologiquement l'élément anatomique, siége de la maladie. Cette nécessité impérieuse n'a cessé d'être notre préoccupation constante, car l'expérience nous confirme chaque jour que là se trouve la raison de l'efficacité de notre méthode et des modifications accidentelles dont elle est susceptible. Le soin raisonné des applications, l'observation assidue des phénomènes produits qui, si l'on peut s'exprimer ainsi, nous permet d'assortir les nuances thérapeutiques avec la gamme variable de l'excitation, exercent sur les résultats une influence toute-puissante. Dans cette vigilance incessante de l'homme de l'art gît précisément la supériorité de notre méthode.

« La répercussion a été objectée. Cet inconvénient qu'on peut redouter des médications agissant par suppression directe du mal, n'est pas possible avec un remède qui, loin de retenir au-dedans des principes morbides, les force, attirés vers le derme, à sortir par les voies excrétoires. *Causa sublata tollitur effectus* (1). »

Ce court exposé nous conduit à conclure : 1° Que notre doctrine répond depuis longtemps aux *desiderata* de M. Lailler ; — 2° Que l'épilation et le rasement sont parfaitement inutiles dans la guérison des teignes et la repousse des cheveux ; — 3° Que le composé diode et de calomel est bien l'agent *efficace, certain* dans les maladies parasitaires de la peau ou les *teignes*, puisqu'il détermine le

(1) Extrait de notre discours prononcé à la séance d'ouverture de notre clinique, le 14 février 1861.

mouvement expulsif qui aboutit *nécessairement* à l'exsudation des cheveux et de leurs champignons sans altérer les follicules.

Recevez, cher confrère, l'expression de mes sentiments les plus dévoués.

Le docteur FÉLIX ROCHARD.

Paris, 13 mars 1877.

Monsieur et très-honoré confrère,

J'ai pris connaissance de la réclamation, qu'à *propos* de mes *Leçons sur les teignes*, publiées dans le *Progrès médical*, Monsieur le docteur Rochard vous a adressée en faveur des préparations d'iodure de chlorure mercureux.

Je n'ai à répondre que ceci, c'est que ces préparations dont l'action n'est ni inconnue ni méconnue, sont à mes yeux les équivalents des autres agents irritants, chlorure de sodium, sublimé, teinture d'iode, huile de croton, tiglium préconisés par le docteur Ladreit de Lacharrière.

Encore suis-je disposé à préférer l'huile de croton qui, dans les cas de teigne tonsurante récente et localisée, rend de réels services.

Veuillez agréer, monsieur et très-honoré confrère, l'assurance de mes sentiments les plus distingués.

Ch. LAILLER.

Paris, 25 mars 1878.

Mon cher confrère,

J'ai cherché à démontrer rationnellement la valeur de ma médication par l'iodure de chlorure mercureux.

Permettez-moi de corroborer mes assertions par un fait tout récent pris *parmi beaucoup d'autres et qui concerne un malade gravement atteint et connu de M. Lailler.* Cette observation, mieux qu'une longue polémique, répondra aux objections de mon honorable confrère. Voici ce fait :

« M. Warner, âgé de 45 ans, atteint d'une pelade de plus en
« plus envahissante, et se rappelant un de ses amis qui avait
« recouvré ses cheveux et sa barbe à la suite de mon traitement,
« vient me consulter en 1875. Il avait été vu par M. Lailler, au
« mois d'avril, *sans un seul cheveu*. Après six mois d'applica-
« tion de la pommade à l'iodure de chlorure mercureux, le
« 8 janvier 1876. M. Warner m'écrit une lettre de reconnaissance
» dans laquelle il m'annonce que ses cheveux sont entière-
« ment repoussés, au grand étonnement de toutes les per-
« sonnes qui l'ont vu si affreusement dénudé et que le résultat
« est *splendide* (*sic*). Je viens de revoir ce malade, ses che-
« veux sont, en effet, abondants et solides. M. Warner est
« marchand d'objets d'art et de curiosités, 59, rue Richelieu..

Je maintiens donc mes conclusions. J'ajoute que le
composé d'iode et de calomel formulé *en juste proportion,
bien dosé* et *méthodiquement appliqué* guérit aussi bien les
teignes que les dartres, scrofulides, syphilides, etc., comme
je l'ai démontré par mes expériences faites dans le service
de MM. les professeurs Nélaton, Rayer, Robert, les doc-
teurs Monod, Demarquay, Adolphe Richard, Piedagnel,
en guérissant sous les yeux de ces éminents maîtres des
cas rebelles d'eczéma, de psoriasis, d'acné, de sycosis,
scrofulides, infructueusement traités à l'hôpital Saint-
Louis.
Veuillez agréer, cher confrère, l'assurance de mes sentiments dévoués.

Le docteur Félix ROCHARD.

HYGIÈNE DE LA CHEVELURE

« Il en est du métier d'observateur comme de tous les autres : On s'y perfectionne par la volonté et l'application. »

Savoir comment les cheveux naissent et poussent et pourquoi ils tombent est la condition essentielle pour trouver le moyen de combattre la calvitie, de la prévenir ou d'y remédier. Une telle étude est essentiellement du domaine de la médecine. Elle seule, par de patientes recherches, constatant, suivant, analysant les phénomènes, pouvait atteindre le but. Il est temps, en effet, qu'elle vienne substituer ses observations aux erreurs des empiriques, et remplacer par des remèdes sérieux et salutaires des produits souvent malsains et toujours impuissants.

Grâce au microscope, la raison physiologique de la naissance, de la crue et de la chute des cheveux n'est plus un mystère. Dès lors s'est trouvé mieux compris l'art de les conserver ou d'en réparer la perte, plus désastreuse qu'on ne le croit, au point de vue général des fonctions.

La chevelure a été considérée chez tous les peuples comme le plus bel ornement. Ceux qui s'en voient dépouillés avant l'âge en éprouvent, pour la plupart, un regret amer, qui va parfois jusqu'à la mélancolie. Jules César cachait sa calvitie précoce sous une couronne de lauriers. Plus tard, pour dissimuler cette défectuosité, s'établit l'usage des perruques. Aujourd'hui, les dames ne se contentent plus de teindre leurs cheveux ou de suppléer artificiellement à leur insuffisance, elles les étouffent sous d'affreuses et ridicules pyramides. Mode, soit. Le médecin sait ce qu'elle vaut. L'élégance qu'on recherche, elle la fait payer cher, les ravages qu'on prétend tenir secrets, elle les prépare et les étend aux dépens de la santé elle-même. Afin de rendre le faux inutile, apprenons à entretenir les dons de la nature.

LE REMÈDE.

Insuffisants sont les moyens employés par les médecins, impuissants les cosmétiques tant vantés par les industriels, pour la conservation ou la régénération de la chevelure. Nous venons de le constater et d'en dire le pourquoi. Est-il possible d'arriver à un résultat plus satisfaisant ? La science, en nous dévoilant le faible des méthodes usitées, nous a mis du même coup dans la voie des véritables indications. Puisque les qualités de la chevelure tiennent à l'activité des vaisseaux folliculaires et à la formation d'un blastème normal, il importe d'entretenir, de seconder au besoin cette double fonction. Or, c'est cette donnée théorique qui nous a guidé dans la composition de la pommade que nous employons, et dont l'expérience, dans nos mains, n'a cessé depuis longtemps de confirmer la merveilleuse efficacité.

Sous son influence, la circulation locale s'accélère, les sécrétions morbides s'éliminent, les follicules se dégorgent, les cellules abondent. Bientôt, indice de ce mouvement, on voit le cuir chevelu se recouvrir d'un duvet dont les filaments soyeux, s'allongeant, se fortifiant et prenant de la couleur, se transforment insensiblement en cheveux complets. Bien plus, la tête se nettoyant, toute démangeaison cesse, toute trace de pellicule disparaît; à la force croissante du cheveu s'ajoute le luisant et la souplesse et, par suite, pour la personne, un air de propreté et de santé tout spécial.

Chose digne de remarque ! A mesure que des chan-

gements s'opèrent, très-souvent, chez les valétudinaires et les convalescents, la santé s'améliore sans
le secours d'aucun remède interne. Il suffit, pour modifier l'état général, de l'usage prolongé de la pommade,
dont l'aspect et l'odeur, pour le dire incidemment,
n'ont rien que d'agréable.

MODE D'EMPLOI.

La pommade s'applique sur le cuir chevelu, principalement dans les endroits les plus dénudés. On fait,
le matin de préférence, une onction légère que l'on re-
nouvelle pendant trois jours consécutifs. Après un inter-
valle de huit jours, on recommence l'application de la
même manière. — Ne jamais se servir de peigne fin.
Une brosse suffit pour nettoyer la tête, sans lavage.

On fait les onctions soit avec le doigt ou mieux avec
un *spallère*, pinceau plat, assez résistant.

Pour plus de régularité, on trace au préalable des
raies dans tous les sens. Nous recommandons aux
dames de tenir leurs cheveux flottants et exposés à
l'air autant que leurs occupations le leur permettront.

Chaleur, cuisson, rougeur, tels sont, à des degrés
divers, selon les doses de la pommade, les premiers
symptômes que présente le cuir chevelu. Ces symptômes, dont la durée n'est que de deux ou trois heures
au plus, n'ont *aucun inconvénient* pour l'ouïe, ni pour
la vue, ni pour la santé générale. Les pellicules se
détachent, les matières grasses s'épaississent, se
dessèchent pour tomber promptement. Les cheveux
eux-mêmes tombent en plus grande abondance, *il ne
faut pas s'en préoccuper*, ce sont des cheveux malades, qui seront bientôt remplacés par de plus persis-
tants et plus abondants.

Au lieu de répercuter à l'intérieur les principes
nuisibles à la nutrition des cheveux, la pommade a
la propriété de les appeler à l'extérieur.

Ayant égard à la sensibilité individuelle, nous avons composé deux degrés de pommade.

On commence toujours par le numéro 1.

Si, après deux ou trois séries (chaque série comprend les trois jours consécutifs d'onctions), on n'obtient pas ou qu'imparfaitement l'effet attendu, on passe au numéro 2, que l'on mélange d'abord par quart, puis par tiers ou par moitié avec le numéro 1.

On arrive facilement au point voulu et graduellement à l'emploi du numéro 2 seul.

Nous avons indiqué, comme signe de la reproduction possible des cheveux, le duvet et un certain pointillé. En ce qui concerne le premier, nous devons ajouter que, pour aider à l'action du moyen régénérateur, il est bon de le tondre plusieurs fois. Quant au pointillé, l'emploi de la pommade, en désobstruant l'orifice des follicules, non-seulement le fait disparaître, mais, le bulbe ravivé, on voit repousser les cheveux, qu'on croyait à jamais détruits.

A défaut d'une guérison sur laquelle ils ne sauraient plus compter, certains chauves peuvent néanmoins obtenir un soulagement de notre pommade. Ce sont ceux que nous avons dit être incommodés par des démangeaisons et par la chaleur. En décongestionnant le cuir chevelu, les onctions leur enlèvent les sensations désagréables.

La pommade a un effet particulièrement rapide dans les calvities dont sont affligés beaucoup de jeunes hommes et de jeunes femmes soumis par état aux émanations de l'éclairage au gaz.

Enfin, elle retarde la *canitie* ou blancheur des cheveux et arrête leur chute.

Les sourcils, eux aussi, débiles, languissants, clairsemés, peuvent renaître et épaissir; il en est de même des poils de la barbe. Le traitement ne diffère point du précédent.

La tête bien nettoyée et les cheveux repoussés, on éloigne les séries de quinze jours en quinze jours, puis de mois en mois.

Le succès s'obtient par la persévérance. — Dans l'espoir de hâter ce succès, quelques personnes croient pouvoir augmenter le nombre des onctions ou rapprocher les séries; c'est une grave erreur : il faut suivre *exactement* ce qui est prescrit plus haut, c'est-à-dire mettre au moins huit jours complets entre chaque série.

Le Numéro 1 doit servir de *Pommade hygiénique*. Ce degré suffit pour la propreté de la tête et la conservation des cheveux, auxquels elle donne du brillant et de la souplesse. Les onctions, nous le répétons, doivent toujours être faites sur le cuir chevelu et non sur les cheveux. Il ne faut pas se servir d'autres pommades ni d'eau quelles qu'elles soient.

HYGIÈNE DE LA PEAU

Sous l'influence de la température extérieure la peau est sujette à divers inconvénients. Par le froid, ou seulement au grand air, la figure et les mains se couvrent de hâle de gerçures. Au printemps surgissent les boutons, les démangeaisons, les éphélides (taches de rousseur), qui grossissent les traits du visage, font perdre à la peau son élasticité et donnent à la physionomie une expression disgracieuse.

Pour remédier à ces inconvénients, il suffira d'employer la pommade N° 1 — On fera une onction très-légère sur les parties affectées pendant trois jours consécutifs et après 8 jours de repos on recommencera de la même manière jusqu'à ce que la peau ait repris son aspect normal.

Ces soins hygiéniques, qui conviennent à toutes les affections légères de la peau rendent inutile l'usage de la Poudre de Riz et le Cold-Créam., On évitera ainsi des affections plus graves.

Pour les cas de maladies plus prononcées, consulter notre traitement des maladies de la peau, (¹) le cadre de cette brochure ne nous permettant pas de nous étendre davantage sur ce sujet.

Nous ne voulons pas terminer cet opuscule sans ajouter quelques observations sur l'anatomie, la physiologie et la pathologie des cheveux.

(¹) Traitement des Maladies de la Peau. Un volume in-8, chez F. Henry, édit. rue de l'École de Médecine, 13, Prix : 3 fr.

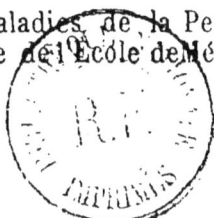

DÉVELOPPEMENT ET STRUCTURE

DU CHEVEU

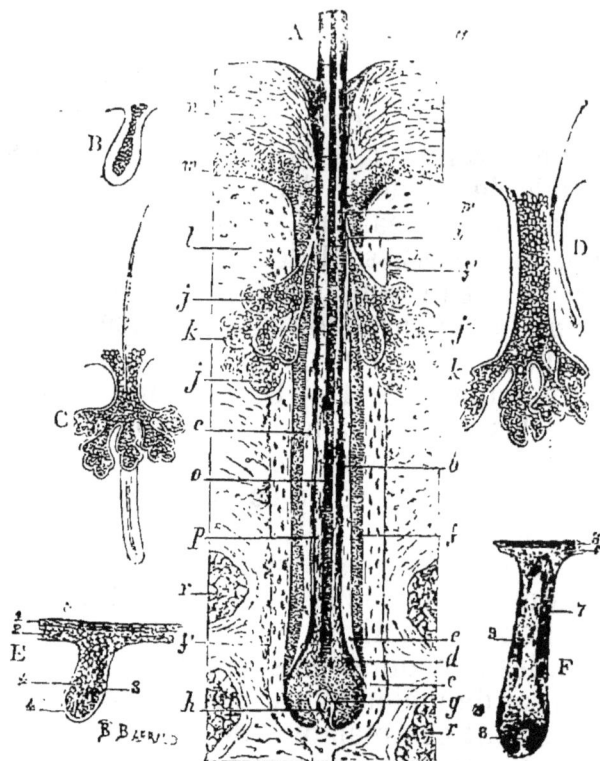

'V Cheveu et follicule de moyen volume grossis 40 fois. *a* tige du cheveu ; *b* sa racine ; *c* bulbe pileux ; *d* épiderme du cheveu ; *e* gaîne interne

de la racine ; *f* gaîne externe ; *f'* gaîne dermique
ou follicule ; *g* papille ; *h* vaisseaux de la papille ;
i conduits excréteurs des glandes sébacées;
kkk utricules de ces glandes ; *j* matière ou fluide
sébacée ; *l* derme ; *m* couche muqueuse ; *n* couche
cornée de l'épiderme ; *o* moelle du cheveu con-
tenant de l'air ; *p* couche corticale ; *p'* fibres
transversales et longitudinales ; *r* tissu graisseux.

B. Glande sébacée simple sans poil.

C. Glande composée qui a une embouchure commune avec le poil.

D. Glande très-volumineuse avec de petits follicules
pileux qui s'ouvrent dans sa cavité.

E. Germe du cheveu. 1 couche cornée de l'épiderme ; 2 couche muqueuse ; 3 couche amorphe
qui tapisse extérieurement la gaîne ; 4 cellules
rondes et allongées qui forment la masse du
germe.

F. Germe pileux ; les cellules y forment un cône dis-
tinct : on n'y voit pas encore le poil, mais la papille
y est déjà dessinée ; 5 couche cornée de l'épiderme ; 6 couche muqueuse ; 7 gaîne externe
du follicule pileux ; 9 membrane amorphe de la
face externe de cette gaîne ; 8 papille du poil.

ANATOMIE.

On connaît le corps muqueux, dit de Malpighi; c'est dans un bourgeonnement de cet élément cutané que se montrent les premiers germes des cheveux. Ces petites végétations, pleines, pyriformes, s'allongent se fortifient et pénètrent obliquement dans le derme où, alimentées par un réseau de vaisseaux capillaires qui les entoure, elles se transforment en cheveux complets.

Il serait long d'exposer dans leurs détails toutes les phases de cette évolution. Bornons-nous à dire que les cheveux représentent les parties constitutives de la peau dont ils sont un prolongement. Même source de régénération : les vaisseaux sanguins du derme ; même incitation vitale : les plexus nerveux terminaux; même sécrétion lubrifiante : l'enduit sébacé ; même matière colorante : le pigment ; enfin, même nombre de couches composantes : derme, corps muqueux et épiderme, qui se retrouvent dans les deux parties de l'appareil pilifère (follicule et poil).

On donne le nom de follicule à la couche dermique qui enveloppe l'appareil pileux, lequel serait assez bien figuré par le fond d'une bouteille à cône plein. Au centre du godet folliculaire s'élève une éminence arrondie formée par le relief du derme modifié. C'est la papille d'où émerge le cheveu, libre au dehors par sa tige, caché au dedans par sa racine. Sa forme est généralement cylindrique, dans sa partie adhérente et, avant son issue, il subit un renflement considérable désigné sous le nom de bulbe ou tête du poil. Il recouvre entièrement la papille, dans laquelle il laisse, si on l'arrache, une excavation qui en indique la forme et les dimensions.

Le bulbe est le siége actif d'une génération de cellules qui, destinées à la production et à l'entretien du cheveu et jusqu'à ce qu'il ait atteint sa longueur naturelle, vont s'allongeant et s'appropriant sans

relâche à ses trois substances composantes : épider-
mique, corticale et médullaire. La première est
translucide, extrêmement fine et adhérente. A ses
points extrêmes, la substance corticale offre les deux
aspects très-tranchés de fibres et de cellules. Dans le
trajet intermédiaire, la dégradation s'opère par
nuances si insensibles qu'on ne sait où finit, où commence l'une et l'autre formation. Ce qui est positif,
c'est qu'en examinant le poil de haut en bas, on voit,
à mesure qu'on approche du bulbe, les fibres disparaître et leur succéder des cellules molles arrondies
qui se confondent avec celles du corps muqueux du
follicule.

Autre particularité. Les fibres-cellules s'unissent par
leurs extrémités plutôt que par leur face latérale. Elles
deviennent ainsi fusiformes, ce qui explique la tendance
qu'ont les poils à se diviser dans le sens de leur longueur et à produire ce qu'on appelle le cheveu *fourchu*.

Ces fibres, d'ailleurs, ne sont pas les seules. Tout autour et comme pour les relier en un faisceau solide, on en
observe de demi-circulaires ou disposées en spirales.

En voyant dans le poil, doué d'un épiderme, d'une
couche muqueuse et d'une couche dermique,
apparaître supplémentairement une substance corticale de nature fibreuse, on se demande si cette
substance n'est pas un démenti formel à cette unité
de formation que nous avons reconnue dans toutes
les parties du tégument.

Certes, mais cette légère infraction à l'ordre habi-
tuel ne saurait étonner si l'on admet avec Hippocrate
que tout concourt, tout conspire. S'il y a ici quelque
chose de plus : la couche corticale, quelque chose de
moins : la tige dermique, c'est que, sans cela, les
cheveux privés de souplesse et de fermeté n'auraient
jamais rempli leur véritable destination, qui est de
protéger et d'embellir le visage. En effet, un cheveu
armé d'un cylindre plein et solide ressemblerait à un
poil de porc-épic ; un cheveu réduit à sa seule couche

muqueuse, privé de fibres, s'affaisserait comme une masse inerte.

Les cellules de la substance médullaire sont disposées en grains de chapelet, allant du renflement du poil jusqu'à son sommet. Elles ne contiennent ni graisse, ni pigment, comme on le croyait autrefois, mais de *petites bulles* d'air auxquelles la substance médullaire doit une coloration noire par laquelle elle se distingue nettement de la substance corticale qui est blanche.

C'est dans cette dernière substance que se trouve le *pigment* ou *matière colorante*.

Là encore existe une analogie parfaite entre la peau et les cheveux. Longtemps l'indécision a régné sur l'origine du pigment tégumentaire; Blumenbach croyait que le liquide de la transpiration laissait précipiter le carbone chez les nègres et que chez les blancs il se convertissait en acide carbonique. Breschet et Roussel de Vauzême ont placé ce principe de coloration dans un appareil glanduleux appelé *chromatogène* (qui produit la couleur). M. Flourens a décrit, dans le second feuillet de l'épiderme, une membrane particulière pour la sécrétion du pigment, à laquelle il donne le nom de *membrane pigmentaire*.

De nos jours, l'opinion la plus commune est que le pigment a pour siége le corps muqueux, que loin d'être sécrété par des cellules spéciales il est, comme le corps muqueux, un produit exhalé des vaisseaux sanguins. Cette matière se répand dans les cellules ordinaires de la couche muqueuse et se dépose autour de leur noyau en granulations brunes très-fines et homogènes. Par son plus ou moins d'abondance elle communique à la peau ces nuances de coloration qui distinguent aussi bien les races que les individus, et, dans un même individu, telle région de telle autre.

Pour les cheveux originellement blancs, les choses ne se produisent pas autrement : les cellules du bulbe reçoivent le pigment exhalé des vaisseaux sanguins de la papille et du follicule. C'est ce pigment qui, diversement mélangé dans les cellules corticales, occasionne les teintes variées qui se graduent du jaune clair au noir, en passant par le rouge et le brun.

Chaque cheveu est accompagné latéralement par deux petites glandes qu'on appelle *glandes sébacées*. Ces glandes, formées par trois ou quatre utricules (petites vessies) unies par une ramification tubuleuse et disposées en grappes, versent dans le follicule une matière demi-fluide, jaune ou blanc jaunâtre, destinée à lubrifier le cheveu et à adoucir la peau. C'est la pommade que la nature emploie pour donner à la chevelure tout son éclat. Pèche-t-elle par défaut, est-elle en excès, les cheveux deviennent ternes et secs ou gras et huileux.

COMPOSITION CHIMIQUE.

Ce point laisse encore des incertitudes. Vauquelin a trouvé dans les cheveux de l'oxyde de fer (plus dans les foncés), des traces d'oxyde de manganèse, contestées aujourd'hui, des sulfates, des phosphates et du carbonate de chaux, une certaine quantité de graisse. Plus tard, dans les cheveux blancs, on a découvert du phosphate de magnésie et du sulfure d'alumine. Le soufre, plus abondant dans les poils et les ongles que dans l'épiderme, explique pourquoi les sels de plomb, de mercure, de bismuth colorent les cheveux et non l'épiderme. Les alcalis et les acides concentrés dissolvent les poils, le chlore les décolore, l'azotate d'argent les noircit, et lorsqu'on les brûle à la flamme d'une bougie ils exhalent une odeur de corne.

Les cheveux résistent essentiellement à la décomposition, on les retrouve intacts chez les momies.

PHYSIOLOGIE.

Les cheveux prennent naissance dans le fond du follicule. Autour du follicule serpente un lacis de petits vaisseaux des parois desquels transsude un blastème ou fluide producteur qui contient des cellules nouvelles. Celles-ci se développent et se joignent par migration continue aux cellules déjà existantes. Pendant ce temps les couches un peu supérieures se transforment, celles de l'axe en cellules médullaires, les plus extérieures en cellules épidermiques, et les autres en lamelles fibreuses ou corticales. Le cheveu s'allongeant ainsi de plus en plus traverse la peau pour s'accroître au dehors. On s'explique aussi comment, par ce mécanisme, le renflement du bulbe s'amincissant graduellement, la racine du cheveu s'amoindrit dans une égale proportion, jusqu'à ce qu'elle soit réduite à l'épaisseur de la tige. Aucune modification ne s'effectuant plus au dessus du bulbe, la pointe du cheveu ne se reproduit plus après avoir été coupée.

Les cheveux dans leur entier développement, bien que privés de vaisseaux, ne sont point sans vitalité ; on admet qu'ils sont traversés par des fluides destinés à les nourrir et à les conserver. Ces fluides proviennent des vaisseaux de la papille et des follicules, s'élèvent du bulbe dans la couche corticale et pénètrent dans toutes les parties du cheveu. Après avoir servi à la nutrition, ils s'évaporent et sont remplacés par d'autres sucs.

Peut-être les cheveux absorbent-ils des liquides du dehors, à l'état de vapeur, comme le cheveu hygrométrique.

Quant à l'enduit sébacé, l'épiderme qui entoure les cheveux oppose à son introduction un obstacle impénétrable.

Les cheveux ont, suivant les sexes, un maximum

de longueur qu'ils ne dépassent guère. Chez la femme, de 50 à 80 centimètres, ils en atteignent quelquefois de 100 à 120, rarement plus. Le docteur Cazenave cite le fait d'une demoiselle qui avait les cheveux de 1 m. 60 cent. de long. On voit parfois des chevelures féminines tomber jusqu'à terre. On augmenterait certainement la longueur des cheveux si on avait soin dans la jeunesse de cultiver convenablement cet ornement naturel. Ils repoussent quand on les coupe et se comportent comme les autres productions cornées.

On peut se raser, couper ses cheveux, tailler ses ongles, s'enlever l'épiderme sans éprouver la moindre douleur, parce que ces divers organes, dépourvus de sensibilité, forment ce que volontiers on appellerait le système végétatif de l'organisme animal ; en effet, ils sont complétement privés de nerfs et de vaisseaux.

Après la coupe des cheveux, leur accroissement recommence, puisant dans les vaisseaux du follicule les sucs nutritifs indispensables. Une partie du liquide qui contribuait à l'entretien de leur vitalité sert à cette croissance, dont le travail se répète autant de fois que l'on fait une nouvelle ablation et se continuerait jusqu'à ce qu'on eût atteint la limite type.

En réalité, le cheveu jouit d'une vie propre. S'il est soumis, sous certains rapports, aux conditions générales de l'organisme, il relève plus immédiatement de la peau, dont les follicules l'alimentent. Son état indique leur degré d'activité. Est-il souple et luisant, la peau est turgescente et moite. Est-il grêle, sec, rabougri ou tortillé, la peau est flasque et sans ton.

Ordinairement, c'est d'un vice de nutrition que dépend la calvitie. Chez les vieillards, l'oblitération des vaisseaux en est la cause. Toutefois, dans la mue, les cheveux seraient détachés de leur matrice par une prolifération ou multiplication abondante des cellules.

Dans la canitie, c'est la partie corticale qui se décolore, faute également de principes suffisamment réparateurs. L'altération débute par la pointe, par le milieu, ou même se manifeste d'emblée et rapidement dans toute l'étendue du poil. On a vu, sous l'empire d'une forte émotion morale, les cheveux devenir blancs dans une seule nuit, preuve de leur vitalité. Seulement, la vraie raison de cette transformation échappe.

PATHOLOGIE.

On entend par chauve un homme dont les cheveux tombés ne repoussent plus. L'affection s'appelle *calvitie*. Tous les cas ne sont pas à ce point dégénérés. A l'origine, chez les jeunes gens, le blastème étant insuffisant, le bulbe s'atrophie en même temps que le cheveu se montre court, faible, laineux et menace de disparaître ; ce qui a lieu à mesure que le mal s'invétère ou que les années s'accumulent. Stérile alors, le cuir chevelu paraît lisse et comme vernissé : la perte est irréparable.

Il y a donc des distinctions. Malgré l'absence des cheveux, les follicules ne s'effacent pas complétement. Ils se ratatinent et empêchent l'ascension des cellules extérieures qui, engorgeant leur base, sont remplacées par des cellules cornées. En outre, le petit canal par lequel les follicules s'ouvrent au dehors devenant le conduit excréteur de la matière sébacée, celle-ci s'amasse, et, se mélangeant de cellules cornées, l'encombre et le dilate. Cette lésion se reconnaît à un léger froncement pointillé. La cure offre encore des chances.

CAUSES DE LA CALVITIE.

L'hérédité est chose commune. On voit des familles entières qui, entachées de cette défectuosité du système pileux, se dénudent dès la jeunesse, sans qu'on soit en droit d'en accuser ni la santé, ni le tempérament, ni la constitution. La seule remarque qu'on ait faite, c'est que les chauves de cette catégorie éprouvent un sentiment de chaleur à la tête, et que, même après l'infirmité confirmée, leur cuir chevelu se recouvre aisément de sueur. Chaque jour on en rencontre dans les rues ayant leur chapeau à la main, afin d'éviter l'augmentation de la chaleur habituelle.

La calvitie sans maladie appréciable est rarement complète. Chez l'homme, elle se produit principalement en avant et en haut de la tête ; le front et les tempes se dégarnissent. Il s'établit vers la région médiane du vertex une tonsure qui va s'élargissant de plus en plus. En arrière et sur les côtés subsiste ordinairement une couronne de cheveux plus ou moins étendue et plus ou moins épaisse.

Chez les femmes, les parties latérales se dégarnissent les premières. Il est très-rare que la calvitie parvienne au même degré que chez l'homme.

La perte des cheveux, qui survient souvent à la suite des maladies graves, chroniques ou aiguës, est un symptôme d'affaiblissement ou d'anémie. — Le défaut de soins et de propreté ainsi que les sécrétions exagérées de la sueur et de l'humeur sébacée sur le cuir chevelu sont encore des causes de calvitie.

Parmi les maladies chroniques, celles qui occupent le premier rang comme causes productrices, sont : la phthisie pulmonaire, la syphilis à la seconde période, la scrofule, la chlorose, la goutte ; celle-ci, en particulier, joue un plus grand rôle qu'on ne pense. Pour les maladies aiguës, citons : les fièvres typhoïdes, les affections éruptives, notamment la scarlatine. A la suite des couches, la chute des cheveux est fréquente, et, bien que l'affaiblissement qui l'occasionne passe, il arrive que, l'atonie du cuir chevelu persistant, les cheveux ne repoussent pas aussi épais qu'auparavant.

La calvitie symptomatique diffère de la calvitie

idiopathique ou disposition spéciale en ce que, comme cette dernière, elle n'a pas de lieu d'élection ; elle se produit disséminée sur tous les points, selon le siége, l'étendue et l'activité de la lésion locale. Tous les cheveux ne tombent pas des surfaces atteintes, mais ils sont altérés, secs, grêles, ternes ; la moindre traction les arrache, le peigne en enlève des quantités et ils finissent par devenir très-clair-semés.

Une cause active de chute, c'est l'érysipèle. Puis viennent le psoriasis, le pithyriasis, l'eczéma, l'impétigo, l'acné sébacée concrète, formant une crasse molle, jaune ou grisâtre.

Dans les maladies parasitaires, la calvitie ordinairement circonscrite et bornée aux endroits occupés par les parasites ne se généralise que lorsque la couche parasitaire, circonstance exceptionnelle, s'étend à la totalité du cuir chevelu.

Les circonstances qui rendent la calvitie définitive et complète, sont: l'atrophie du bulbe, la dilatation des vaisseaux du follicule par suite du progrès de l'âge, l'inflammation si intense et si profonde du follicule qu'elle occasionne la destruction du bulbe, enfin l'inflammation superficielle du conduit pilifère, autour duquel se forme une ulcération, dont la cicatrisation en oblitère complétement l'ouverture.

Dans ces cas bien déterminés, la calvitie est irrémédiable. Elle offre, au contraire, un juste espoir de guérir ou de se restreindre lorsqu'elle tient à des causes accidentelles ou à des altérations plus ou moins profondes que l'art est à portée de combattre. Par un traitement efficace, la chevelure peut reconquérir son épaisseur et son éclat.

Toujours affligeante, la calvitie ne constitue pour beaucoup de gens qu'un simple désagrément de parure. Parfois, cependant, elle expose à des inconvénients diversement graves, notamment aux refroidissements qui engendrent le coriza, les douleurs rhumatismales et névralgiques. Hippocrate allait plus

loin. Il prétendait, avis partagé par des anthropolo-
gistes, que le volume du cerveau diminuait chez les
chauves. Le desséchement du cuir chevelu aurait pour
conséquence celui du crâne et de l'encéphale, les
racines des nerfs comprises, d'où l'affaiblissement de
la vue, de l'ouïe et des mouvements volontaires,
comme cela arrive dans l'extrême vieillesse.

Outre le charme et l'utile, *utile dulci*, les cheveux
ont d'autres affinités fonctionnelles peu soupçonnées.
Par exemple, il n'est pas sain de les tailler pendant
la convalescence des maladies graves. Leur régénération, exigeant un surcroît d'énergie vitale, ne s'effectue
qu'aux dépens des forces nécessaires au convalescent.

Non-seulement les cheveux protègent le crâne, mais
ils sont encore des appareils de sécrétion. Séparant
du sang une foule de matériaux, matières grasses
azotées, phosphate, carbonate de chaux, silice, soufre,
fer, que le cheveu rejette au dehors, la sécrétion
opérée par le système pileux est purement excrémen-
titielle. Il y a là peut-être des indications thérapeutiques nouvelles, mais à coup sûr, les soins hygiéniques
sont une obligation capitale.

Les cheveux ont été comparés aux plantes. Dans une
thèse spirituellement soutenue, le docteur Bourru
s'était posé la question. Oui, observait Alibert, ce sont
des plantes, mais qui germent dans le système sensible. La comparaison, en effet, n'est juste qu'en certains points. Si les plantes ont besoin d'un engrais
approprié, les cheveux trouvent, dans la vitalité même
du cuir chevelu, les éléments de leur développement.
Ce serait une erreur de croire que *des eaux composées
avec des sucs de fleurs pénètrent dans le bulbe comme
une rosée bienfaisante, le fertilisent, s'insinuent dans
le tube capillaire et ramènent ainsi la chevelure à sa
couleur primitive, sans procédés de teinture.*

Les pommades les mieux imaginées en vue de se rapprocher, par leur combinaison, de la substance et de
la coloration capillaire, n'auraient pas plus de vertu.

Rien, par absorption, n'arriverait, et, par suite, ne s'assimilerait aux cheveux. Des expériences l'ont prouvé, c'est du blastème exhalé dans le follicule que sortent les cellules dont se forment le bulbe et le pigment.

Une eau quelconque, un de ces engrais prétendus ont-ils un bon résultat, cela tient à une modification de la peau ; mais molles ou liquides, la plupart de ces préparations, dont la composition ne se base sur aucune donnée scientifique, sont plus souvent nuisibles que favorables à la chevelure. Le seul moyen logique de la conserver consiste à rendre sa tonicité au système vasculaire du derme. En somme, ce qu'il y a de commun entre les cheveux et les plantes, c'est le besoin d'air et de lumière.

Ces notions, jusqu'à présent, ne se sont guère imposées aux médecins qui prescrivent un peu au hasard. Ils emploient ou des stimulants ou des relâchants, suivant qu'ils supposent un état d'atonie ou d'excitation.

Les topiques émollients, les lotions acidules ou adoucissantes sont préférées dans le dernier cas. Croit-on au défaut de vitalité du cuir chevelu, le choix se porte soit sur les toniques aromatiques, spiritueux ou astringents, soit sur des pommades ou composés huileux : pommade au tannin, au goudron, à l'acide gallique, aux cantharides, à l'huile de cade, à l'huile de ricin liquide ou en pommade, à l'huile de croton tiglium ou mélange de cette huile avec l'huile d'amandes douces, etc., etc.

Ce dont on tient surtout compte, c'est de la constitution générale, des affaiblissements, des vices, des diathèses. Scrofule, anémie, syphilis, goutte, herpétisme, scorbut, sont combattus par les ferrugineux, l'iode, l'arsenic, le soufre, les mercuriaux, les alcalins, les acides minéraux et végétaux, les amers.

Il est bien, certes, de viser à une reconstruction de l'organisme dont le cuir chevelu bénéficie lui-même. Rappelons, néanmoins, sans méconnaître l'heureuse influence d'une santé parfaite, que la vitalité des cheveux dépend plus spécialement des vaisseaux du follicule. Aussi n'est-il pas rare de voir la chevelure conserver tout son lustre chez des personnes valétudinaires, épaissir et recouvrer son éclat chez des individus encore soumis à des états morbides : énergie de la fonction locale.

En général, les dermatoses chroniques du cuir chevelu laissent, sur les points qu'elles ont occupés, des traces fâcheuses, quelquefois indélébiles. Il en est cependant, telles que l'eczéma, l'impétigo, le psoriasis, le pithyriasis, etc., dont les conséquences ne sont pas si graves, et après la guérison desquelles notamment, les cheveux repoussent, moins abondants peut-être, à cause de l'atonie persistante du follicule.

Couper de près et souvent les cheveux, même les raser, est un précepte vulgaire. Cette pratique a des avantages dont nous avons indiqué les causes. Mais, par cela même aussi, elle a ses règles et ses limites. Quand la peau est très-sèche, comme dans le pithyriasis, le rasoir, en irritant, augmenterait la démangeaison ; il faut, selon l'expression consacrée, se contenter alors de rafraîchir de temps en temps les cheveux. Le rasement convient aux têtes humides, à celles, par exemple, atteintes d'acné sébacée fluente.

Il nous reste à parler de l'épilation, moyen réputé aujourd'hui souverain contre la calvitie et d'autres maladies du système pileux. Le cheveu s'arrache avec une petite pince. On ne saurait nier que, dans la majorité des cas, il ne se produise plus vite, plus fort et plus long, par un effet évident de la traction répétée sur la papille, dont cette excitation active la régénération du bulbe. L'épilation, malheureusement, n'est pas toujours applicable. Difficile pour les cheveux en duvet, elle devient impossible sur des surfaces où ne se montrent ni cheveux ni duvet. La pratique, sorte d'art, exige une main exercée, et, d'ailleurs, tout le monde n'a pas le temps de livrer sa tête à une succession d'opérations longues, minutieuses et souvent douloureuses.

Du reste avec notre traitement l'épilation devient inutile puisqu'un des premiers effets de la pommade est de faire tomber les cheveux malades pour les régénérer ensuite.

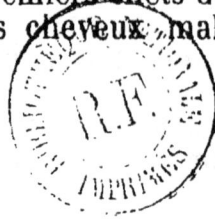

PARIS. — IMP. V. GOUPY ET JOURDAN, RUE DE RENNES, 71.

PRINCIPAUX OUVRAGES DU MÊME AUTEUR

———

TRAITÉ DES MALADIES DE LA PEAU. 1 volume in-8°. Prix . . . . 6 fr.

MÉMOIRE SUR UN TRAITEMENT SPÉCIAL DES AFFEC-TIONS SCROFULEUSES.

DE L'HYGIÈNE DANS SES RAPPORTS AVEC LE DÉVE-LOPPEMENT ET LA PROPAGATION DU CHOLÉRA.

TRAITEMENT DES MALADIES DE LA PEAU. — *Dartres, Scrofulides, Syphilides, Calvitie,* PAR LA MÉTHODE LOCALE EXPULSIVE. 1 vol. in-8. — Prix. 3 fr.

PROJET DE CRÉATION D'UN HOPITAL SUR L'EAU.

MÉMOIRE SUR LE PARASITISME VÉGÉTAL DANS LES ALTÉRATIONS DU PAIN.

PRIX DES FLACONS :

N° 1, 6 fr. — N° 2, 8 fr.

Chaque flacon 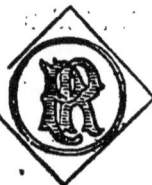 *est enfermé dans un étui cylindri-* *que; portant cette marque:*

DÉPÔT GÉNÉRAL DE LA POMMADE

PARIS

PHARMACIE PELISSE

Rue des Écoles, 49.

Et dans les principales Pharmacies

PARIS. — IMP. V. GOUPY ET JOURDAN, RUE DE RENNES 71

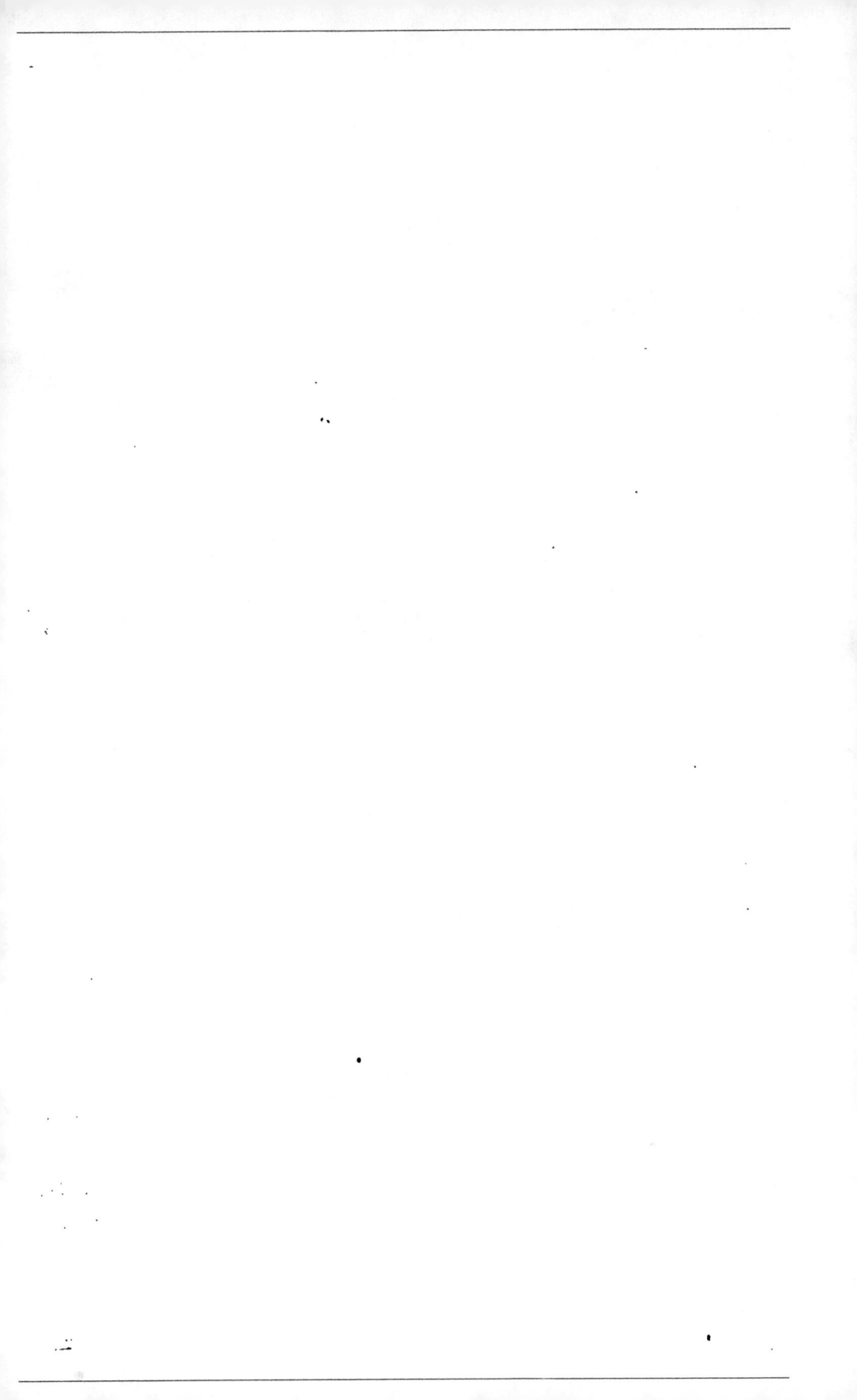

www.ingramcontent.com/pod-product-compliance
Lightning Source LLC
Chambersburg PA
CBHW060506210326
41520CB00015B/4117